Dépendance alimentaire En français: Food addiction In French

Traitement de la suralimentation

Table des matières

difficultés ou des dommages qui pourraient leur arriver après avoir pris les informations décrites ici.

En plus, les informations contenues dans les pages ont des raisons informatives uniquement et doivent donc être considérées comme universelles. Les informations présentées sont sans assurance quant à leur validité continue ou à leur qualité provisoire. Les marques de commerce mentionnées sont faites sans autorisation écrite et ne peuvent en aucun cas être considérées comme une approbation du titulaire de la marque

Introduction

Êtes-vous accro à la nourriture? Si vous passez à la défense, ne vous inquiétez pas, vous n'êtes pas seul. Et en fait, la dépendance peut aller de l'extrême au minime. Un toxicomane ne peut se droguer qu'une fois par semaine, mais il est toujours un toxicomane. La dépendance alimentaire peut être moins addictive que d'autres substances, mais le processus est le même.

Les gens sont de toutes formes et tailles différentes, tout comme la dépendance alimentaire. Cette affliction n'est pas seulement pour le surpoids. En fait, la dépendance alimentaire peut toucher même ceux qui souffrent d'insuffisance pondérale. Cela se produit parce que certaines personnes ont la capacité de ne manger que de la malbouffe, de la nourriture très addictive et de rester minces.

Tout au long de ce livre, vous apprendrez à traiter toutes les manières de la dépendance alimentaire. Vous verrez comment votre cerveau l'emporte sur votre volonté lorsqu'il a envie de quelque chose, comment votre corps envoie des messages sur les nutriments dont il a besoin et comment votre environnement influe sur votre capacité à choisir la santé plutôt que la dépendance. Tous ces facteurs rendent difficile d'être en bonne santé et d'arrêter de trop manger, mais c'est possible, et en plongeant dans ce livre, vous apprendrez des techniques et des guides sur la façon dont vous pouvez le faire dans votre vie quotidienne.

Voici quelques caractéristiques des toxicomanes alimentaires. À côté de chaque affirmation, dites oui ou non.

1. Vous savez que vos portions sont importantes pendant les repas, mais vous ne vous sentez pas satisfait lorsque vous en avez de plus petites.
2. Même après le repas, vous prenez une collation.
3. Vous vous dites que vous aurez un ou deux biscuits d'un nouveau paquet, mais après l'avoir ouvert, vous ne pouvez pas vous arrêter et manger le sac entier ou la plus grande partie.
4. Vous passez une quantité excessive de temps à réfléchir à la nourriture.
5. Vous avez souvent faim.
6. Vous mangez vite et ne pouvez pas ralentir votre rythme.
7. Plusieurs fois après avoir mangé, vous vous sentez mal. En général, vous ressentez des malaises tels que des nausées, des ballonnements ou de la fatigue.
8. Vous ressentez rarement ou jamais une vraie faim.
9. Le concept de la vraie faim vous déstabilise.
10. Parfois, vous ne réalisez pas que vous mangez avant d'avoir presque terminé.
11. Il est rare que vous mangiez chaque jour les cinq portions attendues de fruits et légumes.
12. Les régimes sont difficiles à respecter. Si vous vous y tenez et perdez du poids, vous le récupérez rapidement.
13. De temps en temps, vous avez envie d'un aliment étrange que vous n'aimez pas normalement et que vous en consommerez. Plus tard, vous vous sentez coupable ou honteux de l'avoir fait.
14. Vous vous promettez de ne pas céder à une envie, à trop manger ou à un autre objectif lié à la nourriture, mais vous cassez souvent ces promesses.
15. Vous reconnaissez que vous ne mangez pas suffisamment d'aliments sains, mais n'aimez pas le goût ou la texture

des aliments sains comme les fruits, les légumes et les grains entiers.

16. Votre poids détermine votre humeur. Lorsque vous avez un poids non désiré, vous êtes malheureux, et parfois même lorsque vous avez un poids moyen, vous êtes toujours malheureux.

Ce n'est pas parce que vous avez dit oui à une ou plusieurs de ces affirmations que vous êtes un toxicomane alimentaire, et il est possible que tout le monde et certains aient dit oui à au moins une de ces caractéristiques. C'est le bon moment pour vous rappeler que la dépendance alimentaire se présente dans un large spectre. Une définition précise ou «ligne dans le sable» ne peut jamais être tracée pour montrer la dépendance par rapport à un moment de désir. Il est peu probable qu'il y en ait jamais. Mais ce n'est pas parce qu'il est difficile de déterminer la dépendance qu'elle n'existe pas. Même si vous avez seulement répondu oui à l'un des problèmes ci-dessus et qu'il s'agit d'un problème permanent avec lequel vous semblez avoir du mal, vous pouvez en savoir plus sur les raisons pour lesquelles vous faites ce que vous faites maintenant. Au lieu de penser que vous avez une faible volonté ou un manque de motivation; vous pouvez aborder vos comportements du point de vue de la dépendance et enfin faire une percée dans vos habitudes et vos objectifs.

Tout récemment, des études scientifiques ont révélé que la dépendance alimentaire est une réaction biochimique. Tout comme les drogues et la nicotine, votre corps réagit de la même manière à certains aliments, comme les graisses et les sucres. Vous ne commencez pas une «tendance» quand vous dites que vous êtes accro à la nourriture, c'est un problème existant et ce depuis longtemps. L'idée de la nourriture comme une véritable dépendance, que votre cerveau traite comme une autre substance addictive, n'est pas pour que vous ayez une autre raison de vous sentir coupable. Au lieu de cela, vous pouvez maintenant commencer à comprendre pourquoi vous faites ce que vous faites et formuler un plan réaliste pour le surmonter. Cette compréhension de la raison pour laquelle vous mangez trop est votre ticket pour obtenir les outils dont vous avez besoin pour vous arrêter.

Les caractéristiques de la dépendance alimentaire incluent souvent la suralimentation, mais comme d'autres substances addictives, comme l'alcool ou la caféine, elles peuvent être uniques à l'utilisateur et à la dépendance. À titre d'exemple extrême, alors que votre cerveau réagit de la même manière à toute dépendance, votre dépendance à la nourriture est différente d'une dépendance à l'héroïne. Le tabagisme n'est pas la même dépendance que la caféine. Mais malgré les différences dans les dépendances, il est important de reconnaître les similitudes que chacun partage qui en fait une dépendance. Vous trouverez ci-dessous quelques caractéristiques addictives et leur relation avec la nourriture.

- «Je le veux.» C'est un désir addictif. C'est l'une des caractéristiques les plus évidentes. Ceci est également appelé une envie, une envie, une envie ou une obsession. L'attrait pour le désir est un défi à contrôler. Vous voulez vous arrêter mais vous ne voulez pas non plus. Ce comportement est la raison pour laquelle vous vous promettez une chose à propos de l'alimentation et que vous rompez constamment cette promesse. Comme toute dépendance, la dépendance alimentaire est une combinaison de réponse physique et de programmation mentale. Les deux fonctionnent ensemble pour vous permettre de faire ce que vous faisiez, malgré votre intention d'arrêter. Le but de ce livre est de vous aider à identifier ce désir comme l'un des problèmes centraux de votre dépendance alimentaire et comment vous pouvez y faire face pour le rendre plus facile à surmonter.

- «J'en ai besoin.» C'est la conversation entre votre esprit et votre corps. C'est la réponse biochimique qui déclenche votre dépendance. Votre corps vous envoie le signal que vous avez besoin de quelque chose pour vous sentir bien. Quand quelque chose vous a fait vous sentir mieux, votre corps le cherche à nouveau dans une situation similaire pour vous récompenser et renforcer ce comportement. L'un des défis de cette réponse est que votre corps a besoin de nourriture pour survivre, il y a donc déjà un comportement bénéfique qui lui est attaché et à votre cerveau. Mais certains aliments sont plus «bénéfiques» au processus chimique que d'autres, malgré leur composition nutritionnelle. Les sucres et les graisses, par exemple, sont des messages chimiques au cerveau qui communiquent leurs propriétés de «bien-être» plus que d'autres aliments, comme les légumes et les fruits. Vous savez que les légumes et les fruits sont meilleurs pour vous, mais votre cerveau veut la récompense du sucre. Plus vous consommez de matières grasses et de sucre, plus vous en voulez et plus la dépendance devient forte. Heureusement, lorsque vous reconnaissez que c'est quelque chose qui peut arriver et se produit, vous pouvez commencer à reconditionner vos voies neuronales.

Le défi des toxicomanes alimentaires est que la nourriture est aussi essentielle à votre survie que l'eau et l'air. Mais lorsque vous n'avez plus une bonne relation avec la nourriture, que vous mangez trop ou trop peu, vous commencez à perdre du contenu nutritionnel dans votre alimentation. Manger ne consiste plus à alimenter votre corps pour vous garder en vie, mais à surmonter émotionnellement une situation. Peut-être que vous ne plongez pas souvent dans un comportement addictif, ou peut-être que vous vous engagez compulsivement dans une dépendance alimentaire toute la journée. Mais chaque fois que vous prenez quelque chose au-delà du point de «santé», vous marchez sur le territoire de la dépendance et c'est un endroit difficile à revenir. C'est ici que vous commencez à dépendre des frites, de la crème glacée ou du vin pour combler l'émotion Certaines personnes ne mangent qu'une poignée de chips ou un petit verre de vin et se sentent satisfaites. C'est un niveau sain. Mais beaucoup de gens vont à l'extrême. Ils mangent le carton entier ou boivent la bouteille entière. Ils sont probablement ne veulent pas aller aussi loin, mais ils ne semblent tout simplement pas pouvoir s'arrêter, car à ce moment-là, la nourriture ou la boisson est le lien le plus vital qui existe.

À l'heure actuelle, il y a une épidémie de diabète, d'obésité et de maladies cardiaques. Ces problèmes ne sont pas limités à un sexe, un groupe d'âge ou une classe. Ils ne se limitent pas à des ethnies ou à des groupes ayant certaines préférences sexuelles. La dépendance à la nourriture n'est pas un préjugé et elle fait du mal à tout le monde. Une partie du problème est votre capacité à obtenir ce que vous voulez quand vous le voulez à un prix bon marché. Mais malgré la disponibilité de ces aliments et l'épidémie d'obésité, la culture populaire vous envoie des messages sur la façon dont vous devriez regarder, et c'est contraire à la majorité de la population. Les médias disent que vous devez avoir un poids insuffisant (dans la plupart des cas) pour être attrayant, même si ce n'est pas sain. La dichotomie des deux problèmes cause des dommages incommensurables à votre psyché et à votre corps.

Les personnes ayant des addictions alimentaires vivent dans un monde paradoxal, où la nourriture peut vous faire sentir bien ou bien paraître mais pas les deux, alors vous vous en voulez pour ne pas manger ou trop manger, prendre une bonne ou une mauvaise décision, etc. contrôlée par la nourriture et avoir une relation émotionnelle et négative avec elle est une dépendance alimentaire, peu importe à quel point vous y faites face.

Beaucoup de gens nient leur dépendance alimentaire. Ils pensent que la façon dont ils mangent est la façon dont tout le monde mange et il n'y a rien de mal. Cette forme de dépendance est la plus dangereuse. Il est vrai que leurs comportements alimentaires sont acceptables dans la société mais derrière ces actions se cache une dépendance à la nourriture qui est aussi dangereuse que toute autre substance addictive. Ils n'ont pas besoin de cacher leur dépendance, car la nourriture est nécessaire pour survivre, mais ils se suicident en fait devant leurs amis et leur famille.

Ces gens ne sont pas seuls. Notre société est une société de toxicomanie. Tout ce dont vous ne pouvez pas «vivre sans», c'est-à-dire que vous pourriez en profiter s'il était disponible, mais que vous vous en foutiez si ce n'était pas le cas, se traduit par une possible dépendance. Et il est possible qu'à ce stade, vous pensez que tout le monde autour de vous est un toxicomane d'une certaine manière. Malheureusement, ou plutôt, heureusement, ce n'est pas le cas. Il y a des gens qui ont une relation saine avec la nourriture et leur vie. Ils ne s'endettent pas, ils ne font pas de surpoids, ils ont des relations saines et ils gèrent le stress de manière saine. Mais ce sur quoi vous devez vous concentrer, c'est votre propre comportement. Si les indicateurs indiquent une dépendance, vous devez la traiter en tant que telle.

De nombreux toxicomanes ont essayé à peu près tous les régimes et toutes les modes. Ils ont rejoint des groupes pour les accompagner dans la gestion de leur poids et de leurs choix. Parfois, ces groupes sont utiles, tandis que d'autres fois, ils sont un moyen de mieux comprendre vos comportements parce que vous prenez tous les mêmes décisions. Et plutôt que de se soutenir mutuellement pour faire des choix plus sains, ils utilisent la camaraderie pour minimiser les signes avant-coureurs d'un problème. Beaucoup de gourmands vivent de repas en repas et savent où se trouvent tous les «meilleurs» restaurants. Ils connaissent la valeur nutritionnelle et comment compter les calories. Ils comprennent l'équilibre de l'exercice nécessaire pour maintenir leur poids en fonction de leurs calories consommées pour la journée. Ces gens attribuent le succès au régime seul, ce que croient presque les des États-Unis, mais ce n'est pas la seule solution. L'alimentation en est juste un morceau.

Le livre que vous vous apprêtez à explorer n'est pas un livre diététique. Il ne vous donne pas de plan de repas ni de directives alimentaires à suivre. Il y a des suggestions éparpillées à travers les pages pour vous donner des idées de choix que vous pouvez faire pour vous aider à gérer les fringales de manière saine, mais si vous êtes venu à ce livre pour cette information, vous ne pourrez probablement en intégrer que quelques-uns. les suggestions comme "plan de repas" et il ne couvrira que quelques jours. Un régime amaigrissant n'est pas une solution seule et cela ne l'a jamais été. Ce n'est pas parce que vous devez contrôler la nourriture; ce sont vos comportements qui le font.

Il est difficile d'accepter que vous ayez besoin de changer. Et en ce moment, vous vous demandez probablement si vous avez vraiment besoin de changer après tout. Vous n'êtes probablement pas si mal, non? Vous pesez probablement votre niveau de bonheur par rapport à la relation que vous entretenez avec la nourriture et décidez s'il vaut la peine d'aller plus loin dans cette exploration. Mais jusqu'à ce que vous vous éloigniez de la relation malsaine que vous entretenez avec la nourriture, quel que soit le niveau de dépendance que vous pourriez avoir en ce moment, vous manquerez toujours une occasion de vivre une vie joyeuse et autonome.

Traiter la dépendance alimentaire n'est pas un processus fini. Il n'y a pas de nombre parfait sur l'échelle ou la limite de temps pour «corriger» votre comportement. C'est quelque chose dont vous traitez, dans une certaine mesure, pour toujours. Comme pour toute dépendance, il n'y a pas de guérison, seulement un traitement. Vous devez parcourir la route devant vous un pas à la fois, un jour à la fois. La nourriture dans votre assiette ou que vous vous faufilez pendant les pauses ou que vous bousculez sans réfléchir pendant que vous vous rendez au travail ne répond pas à vos besoins émotionnels ou physiques. Aujourd'hui, vous pouvez utiliser les connaissances contenues dans ces pages pour refléter vos choix alimentaires afin de découvrir quels sont les vrais problèmes et les traiter de manière saine. Il existe un meilleur moyen de surmonter la dépendance alimentaire et la suralimentation. Si vous êtes convaincu de pouvoir le trouver et que vous êtes prêt à en savoir plus sur les raisons pour lesquelles vous faites les choix que vous faites, vous serez prêt à adopter un mode de vie nouveau et sain.

Lorsque vous êtes ouvert à la nouvelle expérience de traitement et de contrôle des envies de dépendance alimentaire, vous vous ouvrez à cette nouvelle vie. À l'heure actuelle, on vous offre l'opportunité de votre vie, et tout ce que vous avez à faire est de dire: «Je vais la saisir!» Une partie de vous est peut-être en train de vous combattre, hurlant dans votre tête de ne pas le faire. Une partie de vous qui est émotionnellement attachée à la nourriture vous supplie de déposer ce livre, mais si vous voulez cette nouvelle vie, accepter un plan de traitement et faire des changements sains, alors il est temps pour vous de vous dire, consciemment et inconsciemment, "Il est temps, je vais le prendre." Et faites le premier pas en tournant la page et commencez à dévoiler la vérité sur la dépendance alimentaire.

Chapitre 1: Dépendance alimentaire: qu'est-ce que c'est vraiment?

Ces dernières années, de plus en plus de recherches ont été publiées concernant la suralimentation et le centre du plaisir du cerveau. Des études sur les humains et les animaux révèlent que la dopamine, un produit chimique du plaisir addictif, qui est produit lorsque certains aliments sont consommés, est la même réponse que le cerveau active lorsqu'il devient accro à des choses dangereuses comme l'héroïne et la cocaïne. Ce n'est pas la même chose chez tout le monde, mais cela suffit pour commencer à soulever des inquiétudes concernant les aliments riches en sel, en gras et en sucre.

La réaction dangereuse à certains aliments palpables comme les collations sucrées ou les chips salées signifie que le cerveau les associe désormais au plaisir et recherche de plus en plus d'occasions de répéter cette expérience agréable. C'est une réponse basique d'action et de récompenses et le corps commence à en avoir plus envie. C'est pourquoi, après une collation, vous avez probablement envie de manger à nouveau ou de manger plus d'un certain aliment même si vous n'avez pas faim.

La raison pour laquelle vous pouvez prendre une autre poignée ou une autre fourchette d'un aliment délicieux même si votre corps est satisfait est que le centre du plaisir du cerveau l'emporte sur tous les autres signaux, comme être plein. C'est pourquoi vous pouvez continuer à manger, parfois au point de tomber malade. C'est pourquoi la suralimentation et la dépendance alimentaire sont considérées comme une dépendance comportementale. Le corps devient tellement accro à la sensation gratifiante de manger que le comportement empêche le corps de sentir et de répondre à toute autre fonction. La dépendance alimentaire conduit à un temps anormal passé sur le sujet de la nourriture en plus de manger et le comportement est difficile à contrôler, voire pas du tout. En plus de l'action physique de la suralimentation, l'inquiétude émotionnelle sur les effets de la suralimentation est un autre effet secondaire de la dépendance alimentaire.

La dépendance alimentaire se manifeste de différentes manières. L'obésité n'est qu'un symptôme externe. En fait, de nombreuses personnes de poids moyen sont également aux prises avec une dépendance alimentaire. Le défi majeur auquel sont généralement confrontés les toxicomanes est que plus ils mangent, moins la nourriture est satisfaisante. Cela conduit juste à une suralimentation de plus en plus. Pour compenser l'augmentation de la consommation alimentaire, certains se tournent vers l'activité physique et l'exercice. Un autre défi de cette dépendance peut conduire à des relations blessantes. Mais malgré tous ces défis, les toxicomanes continuent de manger. Et comme les autres dépendances, elles ont du mal à s'arrêter.

Comment identifier la dépendance alimentaire

Les questions suivantes est élaboré par le chercheur du center Rudd pour la science et politique de l'alimentation de l'Université de Yale pour aider à identifier la dépendance alimentaire.

1. Mangez-vous plus de nourriture que prévu, surtout avec certains aliments?

2. Ignorez-vous le sentiment de satisfaction et continuez-vous à manger quand même?

3. Mangez-vous jusqu'à ce que vous vous sentiez malade?

4. Craignez-vous de réduire les aliments ou de ne pas manger souvent certains aliments?

5. Faites-vous tout votre possible pour trouver des aliments lorsqu'ils ne sont pas disponibles?

6. De plus, certaines des questions révèlent votre relation avec la nourriture.

7. Consommez-vous des aliments spécifiques en grande quantité ou très souvent qui interfèrent avec les passe-temps, le temps en famille ou le travail?

8. Craignez-vous de trop manger certains aliments au point d'éviter les situations dans lesquelles vous pensez que certains aliments se trouveront?

9. Avez-vous des problèmes au travail ou à l'école en raison de la suralimentation de certains aliments?

10. Vos symptômes émotionnels et physiques de sevrage sont également pris en compte dans l'enquête. Par exemple, si vous avez essayé de couper certains aliments, avez-vous ressenti de l'agitation ou de l'anxiété?

11. La consommation de certains aliments provoque-t-elle une dépression ou de l'anxiété? Ou augmentent-ils la haine de soi ou le sentiment de culpabilité?

12. Essayez-vous de manger plus pour arrêter les émotions négatives et augmenter le sentiment de positivité?

13. Devez-vous manger de plus en plus pour réduire ou arrêter les émotions négatives et vous sentir bien grâce à la nourriture?

La dépendance alimentaire est-elle vraiment si grave?

Vous savez que les drogues sont mauvaises. Vous savez que fumer est mauvais. Vous savez que certains aliments peuvent être mauvais, surtout lorsque vous en mangez trop. Mais malgré le fait de savoir cela, il y a quelque chose qui vous dit que tout va bien. Une partie de votre cerveau dit «non» mais une autre partie dit «oui». Alors que certaines personnes ne luttent pas avec ce dilemme ou peuvent contrôler les messages contradictoires, d'autres ne le peuvent pas.

Pour les personnes qui ne peuvent pas contrôler la conversation dans leur esprit, elles se retrouvent à se livrer à des aliments même lorsqu'elles ont promis de ne pas le faire. Certaines personnes vont se battre en pensant avoir un problème avec leur volonté, mais le problème est plus profond que cela. Les mauvaises habitudes alimentaires peuvent être aussi addictives et dangereuses que les drogues. Ils stimulent la même partie de votre cerveau qu'une drogue abusive.

En règle générale, lorsque vous mangez des aliments entiers, votre corps ne répond pas avec une récompense aussi forte que les options malsaines, comme le sucre ou les aliments salés. La réponse de la «malbouffe» est incroyablement forte en comparaison. Et lorsque vous libérez constamment une grande quantité de dopamine, les récepteurs commencent à se réguler dans le but de vous maintenir en équilibre. Votre corps supprime les récepteurs pour essayer de vous aider. Ce qui se passe, cependant, c'est que vous devez libérer encore plus de dopamine pour obtenir le sentiment que vous recherchez. Cela signifie que vous avez besoin de plus de malbouffe pour avoir la même sensation. Vous avez maintenant construit une tolérance. Si vous ne vous permettez pas de manger la nourriture pour satisfaire votre désir de dopamine, vous vous sentez bouleversé, irritable ou en colère. Vous n'avez pas connu de retrait. Ces sentiments de retrait et de tolérance sont les marques de la dépendance.

Comme d'autres formes de dépendance, cette dépendance physique peut entraîner des changements dans vos schémas de pensée et votre comportement. À mesure qu'ils s'aggravent au fil des années, les dommages à votre bien-être physique et psychologique s'aggravent. L'estime de soi endommagée, la dépression et la culpabilité font partie des problèmes émotionnels courants. Bien sûr, le malentendu selon lequel il y a une dépendance et qu'elle n'est pas simplement faible ou indisciplinée ne fera qu'aggraver le problème.

Poids et dépendance alimentaire: la relation négative Avez-vous déjà eu une frénésie alimentaire et ressenti les symptômes suivants?

- Vomissements
- Nausées
- Brûlures d'estomac
- Estomac inconfortable

Ceux-ci sont considérés comme des effets secondaires physiques à court terme de la suralimentation. Les effets secondaires psychologiques se manifestent également rapidement, y compris le sentiment de dégoût, de honte et de culpabilité. Cette détresse est ce qui conduit souvent à une suralimentation supplémentaire.

À long terme, vous gagnerez probablement du poids. En raison des pressions sociétales pour une «norme» irréaliste, ce gain de poids peut conduire à une détresse émotionnelle encore plus grande. Même un léger gain de poids peut entraîner une baisse de la confiance en soi et de l'estime de soi. Les autres effets secondaires à long terme comprennent:

- Calculs biliaires
- Problèmes de reproduction
- Cancer
- Arthrose
- Dépression
- Apnée du sommeil
- AVC
- Hypertension artérielle
- Maladie cardiaque
- Taux de cholestérol élevé
- Diabète de type 2

Plus vous continuez à trop manger et à favoriser la dépendance alimentaire, plus votre santé peut s'aggraver. Plus vous restez accro, plus cela peut devenir difficile à surmonter. La dépression et l'anxiété sont deux des effets secondaires les plus courants de la dépendance alimentaire. La dépendance alimentaire peut également entraîner de graves troubles de l'alimentation, comme l'anorexie ou, plus fréquemment, la boulimie. Si ces problèmes de santé surviennent, le patient est plus susceptible d'abuser de substances ou de souffrir de trouble bipolaire, en plus de l'anxiété ou de la dépression. Et si le patient est obèse,les taux de dépression augmentent encore plus.

Si la dépression n'est pas traitée, elle peut conduire à d'autres actions néfastes. Le lien entre la dépendance alimentaire et les pensées suicidaires est alarmant. Plus d'un tiers des personnes souffrant de surpoids en raison de la dépendance alimentaire se sentent parfois suicidaires. Cela montre une corrélation directe entre les trois facteurs: la dépendance alimentaire, la prise de poids et les idées suicidaires.

Mais vous ne pouvez pas simplement arrêter ou réduire lorsque la dépendance est allée trop loin ou trop profonde. C'est comme dire à un toxicomane de ne se droguer que le matin ou à un fumeur de ne fumer qu'une partie d'une cigarette. Cela semble raisonnable, mais le cerveau passe outre la logique lorsque le centre du plaisir fonctionne et ils ne pourront pas s'arrêter. C'est pourquoi la relation entre le poids et la dépendance alimentaire est négative. Il peut conduire sur diverses routes qui sont insalubres et dangereuses si elles ne sont pas traitées, surtout si elles sont laissées trop longtemps.

Statistiques de dépendance alimentaire diagnostiquée

- 7% des femmes aux États-Unis reçoivent un diagnostic de dépendance alimentaire. 3% des hommes.
- Les femmes entre 45 et 62 ans sont les plus susceptibles d'être toxicomanes (8,4%), tandis que les femmes entre 62 et 88 ans ont un taux de prévalence de 2,7%.
- Plus de 5% de la population américaine est touchée par la dépendance alimentaire.
- Parmi la population américaine, moins de 2% des personnes en moyenne ou en surpoids sont affectées par la dépendance alimentaire, tandis qu'environ 8% des personnes obèses ou en surpoids souffrent de dépendance alimentaire.

Chapitre 2: Envie émotionnelle Vs. La sensation de faim

Pensez à la dernière fois que vous pensiez avoir faim. Et maintenant, pensez à la dernière fois que vous avez pensé à un aliment spécifique et que vous vouliez le manger. Pouvez-vous identifier si vous aviez vraiment faim ou si vous étiez simplement «d'humeur» à manger? Il y a de fortes chances que vous ayez une humeur que vous aimez satisfaire avec de la nourriture. Par exemple, si vous êtes stressé, ennuyé, en colère, seul, triste, anxieux ou avez besoin de vous détendre, vous pouvez vous retrouver à chercher quelque chose à manger, même si vous n'avez pas vraiment faim. Et généralement pendant ces moments émotionnels, les aliments que vous recherchez ne sont pas les plus sains.

Les envies sont un mode de survie naturel, mais dans une société qui ne connaît pas de pénurie alimentaire, cela vous fait plus de mal que de bien. La première étape de la gestion de votre dépendance alimentaire est de reconnaître la différence entre l'état de faim et le besoin émotionnel.

Voici une liste des différentes caractéristiques attribuées aux différents états. Lorsque vous reconnaissez ce que vous vivez, vous pouvez commencer à déterminer comment vous devez procéder.

État de la faim:

- Manger un repas ou une collation santé satisfera le sentiment.
- Le désir d'un aliment particulier est absent.

- Le temps n'arrête pas la sensation.
- Vous vous sentez faible, avez mal à la tête ou votre estomac gronde.
- Les sensations surviennent quelques heures après votre dernier repas.

Envie émotionnelle:

- Le temps cessera la sensation.
- Des sentiments ou des désirs peuvent survenir immédiatement après avoir mangé.
- Les sentiments négatifs attisent souvent le désir.
- Est généralement associé à un aliment spécifique, comme les aliments gras, les sucreries ou les collations salées.
- Les bons sentiments surviennent au début mais peuvent devenir négatifs après avoir mangé.
- Les femmes éprouvent des sensations accrues pendant les menstruations et la grossesse.
- Les régimes amaigrissants intensifient souvent les désirs, surtout si vous avez coupé vos aliments préférés.

Quelle est la sensation de faim?

Comprendre la vraie sensation de faim n'est pas toujours aussi facile qu'il y paraît. Aux États-Unis, la majorité de la population n'a jamais besoin d'avoir faim, de sorte que la sensation d'inconfort ou de détresse émotionnelle peut souvent assombrir les fringales et les faire apparaître comme une sensation de faim. Mais nous avons tous un levier interne qui s'allume lorsque vous avez vraiment faim. En tant que bébé, lorsque vous avez ressenti la sensation, vous avez probablement pleuré pour faire savoir à vos parents que vous aviez faim. Lorsque vous étiez rassasié, vous saviez probablement, dans votre enfance, qu'il fallait arrêter de manger en se détachant du sein ou en éloignant la tête du biberon. Ce comportement indique une compréhension innée des sentiments «faim» et «plein».

Même enfant, vous êtes à l'écoute de votre corps lorsque vous décidez que vous avez assez de nourriture et que vous ne terminez pas toute la nourriture dans votre assiette, ou n'en demandez pas plus si vous avez encore faim. Le problème est que, généralement avec de bonnes intentions, vos parents vous ont probablement encouragé à finir toute la nourriture de votre assiette malgré ce que vous ressentiez. On vous a peut-être offert une gâterie en guise de récompense pour avoir mangé toute la nourriture de votre assiette. Malheureusement, ce que cela vous a appris en tant qu'enfant, c'est que vous devez ignorer vos messages internes pour faire plaisir à quelqu'un d'autre, comme vos parents.

C'est là que le début de votre dépendance alimentaire a commencé. Ou vous auriez pu vous développer plus tard dans la vie. Mais la différence entre l'envie d'un aliment et la faim est primordiale pour réussir à surmonter la dépendance. La faim est définie comme «la sensation douloureuse ou l'état de faiblesse causé par le besoin de nourriture». Lorsque vous avez faim, vous pouvez devenir de mauvaise humeur, désorienté ou tremblant. Vous pourriez vous sentir étourdi ou vide. Certaines personnes ont un grondement ou un grondement dans l'estomac.

La faim est quelque chose que vous pouvez satisfaire et vous pouvez durer plusieurs heures avant de ressentir à nouveau la sensation de faim. Il est également important de se rappeler que votre corps est programmé pour vous alerter lorsque vous êtes satisfait et n'avez plus besoin de nourriture. C'est le deuxième côté de la faim - la satiété. Les aliments riches en sucre, en sel ou en matières grasses vous font généralement sentir rassasié au début, car ils provoquent des ballonnements et une rétention d'eau, mais vous donneront rapidement faim à nouveau. Au lieu de cela, satisfaire votre sensation de faim avec des aliments entiers de textures différentes et variés est la meilleure approche pour vous sentir satisfait.

Qu'est-ce qu'une envie émotionnelle?

La faim est une réponse physique à un besoin corporel. La soif est une réponse émotionnelle qui est une envie irrésistible et puissante. Vous pouvez avoir envie de beaucoup de choses, mais la nourriture est l'une des addictions les plus difficiles à affronter. C'est parce qu'un fumeur peut arrêter de fumer et ne jamais avoir à allumer une autre cigarette, ou un alcoolique n'a jamais à boire une autre boisson alcoolisée, mais un toxicomane doit quand même manger pour survivre. Cela signifie que vous ne pouvez pas couper la nourriture "dinde froide" et passer à autre chose dans la vie. Vous devez apprendre à réduire et à surveiller votre consommation de nourriture, à surmonter les symptômes de sevrage et les tentations tout autour de vous.

Le dommage psychologique pendant une période de besoin émotionnel intense est que vous commencez à faire des choix irrationnels. Les décisions visent généralement à atténuer l'inconfort causé par l'envie. Une partie du comportement irrationnel est la décision de participer à quelque chose qui est souhaitable malgré l'impact négatif que cela a sur vos intérêts personnels à long terme.

Lorsque vous avez envie d'aliments, vous ressentez six changements dans votre jugement qui sont temporaires mais nuisibles à vos objectifs à long terme et à votre bien-être général. Voici les six modifications.

1. L'état d'esprit se rétrécit

Pendant les envies émotionnelles, votre corps passe de la pensée au futur et se rétrécit au moment présent. Il intensifie vos émotions telles que les désirs et les sentiments immédiats et minimise vos objectifs et vos projets. Vous vous surprendrez à considérer votre envie plus importante que toutes les autres influences autour de vous.

2. Dissonance cognitive

L'inconfort que vous ressentez lorsque vous avez deux ou plusieurs croyances qui se contredisent est connu en psychologie sous le nom de «dissonance cognitive». Cela se produit généralement lorsqu'une personne a défini des valeurs qui contredisent les informations nouvellement perçues. Dans cet état, la personne doit trouver un moyen de réconcilier les contradictions afin de soulager l'inconfort. Lorsque vous êtes au milieu d'une envie émotionnelle, vous comprendrez généralement pourquoi vous devez «céder» au désir au lieu de soutenir vos objectifs.

3. Conscience de soi

Une partie de la conscience de soi signifie que vous surveillez vos comportements pour vous aider à garder le contrôle de vos actions. Lorsque vous avez envie émotionnellement de la nourriture, vous pouvez avoir plus de difficulté à surveiller votre maîtrise de soi. L'un des problèmes les plus courants de la dépendance alimentaire est que vous arrêtez de surveiller votre meilleur intérêt et commencez à hiérarchiser vos envies, même si elles ne correspondent pas à vos objectifs.

4. Biais de l'état actuel

Comme tout toxicomane, la gratification immédiate est au centre de leurs décisions. Au fur et à mesure que la dépendance s'enracine plus profondément, le désir devient le principal, et parfois, le seul objectif. Pensez à cela comme à une «vision tunnel». Cela signifie que vous pouvez comprendre les conséquences dangereuses du comportement mais choisir de les ignorer quand même. C'est parce que la dépendance l'emporte sur votre meilleur jugement.

5. Perception biaisée du temps

Le sens du temps, ou votre perception de celui-ci, sera faussé pendant les périodes intenses de besoin émotionnel. Par exemple, lorsque vous prévoyez un certain type de nourriture tout en en ayant envie, le temps semblera passer plus lentement que lorsque vous n'en avez pas envie. Bien que cela ne semble pas gravement préjudiciable, cela perturbe «l'horloge interne» et conduit à une fausse représentation du temps. Cela peut vous irriter ou vous sentir plus anxieux, car le temps «avance lentement».

6. Lacune d'empathie

La théorie de la gestion du poids et de la nutrition qui considère l'écart d'empathie est appelée «du froid au chaud». Cette idée décrit comment vous n'anticiperez pas avec précision comment vous vous sentirez et agirez en cas de besoin. Par exemple, si vous avez mangé un gros repas et que vous vous sentez satisfait, vous pouvez penser que lorsque quelqu'un présente un bol de croustilles ou de crème glacée, vous pourrez dire non. Vous êtes considéré comme «froid» lorsque vous n'avez pas envie d'un aliment et «chaud» lorsque vous l'êtes. Le problème avec cette perception erronée est que vous ne vous préparez pas au succès en minimisant la force d'un désir et en surestimant votre «volonté» ou la capacité de votre cerveau à passer outre le centre du plaisir.

Le problème avec les envies est l'enchevêtrement émotionnel de votre raisonnement et de votre perception dont vous n'êtes parfois même pas conscient. Malheureusement, la plupart des gens ne remarquent pas ou ne comprennent pas le pouvoir des envies émotionnelles sur leurs comportements, préférences et attitudes. En particulier, ils n'anticipent ni ne reconnaissent la forte influence motivationnelle qu'elle exerce sur eux. En raison de ce manque de reconnaissance et de compréhension, de nombreuses personnes se mettent sans le savoir dans des situations tentantes qui ne sont pas les meilleures pour réussir à surmonter la dépendance.

Quelle est la différence entre une envie de faim et une envie émotionnelle?

Avez-vous déjà entendu quelqu'un dire qu'il était un «mangeur d'émotions»? Ils disent que lorsqu'ils sont heureux, tristes, en colère, etc., ils mangent sans réfléchir. Reconnaître cette habitude et ce comportement est la première étape pour pouvoir contrôler la dépendance et le comportement émotionnel, mais cela ne s'arrête pas là.

Un problème majeur dans la culture populaire est l'application du terme «envie» à la fois à la «faim» et à la «détresse émotionnelle». Le corps reçoit des messages mitigés et même dans certains cas le «dépassement» ou le rejet des signaux en raison du conditionnement de l'enfance.

Pour vous aider à identifier si quelque chose est une envie émotionnelle, pas un vrai signal de faim, faites attention aux signes suivants.

1. Vous désirez un aliment spécifique.

Le confort est souvent associé à la nourriture en raison de son ancrage et de sa gratification immédiate. Plusieurs fois, vous vous attachez à un aliment spécifique pour certaines émotions ou situations. Pensez à quand vous vous sentez malade et que vous avez envie de soupe au poulet de votre grand-mère, ou que vous êtes triste et que vous voulez de la glace. Surtout lorsque les choses de votre vie vous semblent incontrôlables, vous vous tournez vers un certain type de nourriture qui vous aide à vous sentir plus en contrôle, bien qu'il s'agisse davantage d'un comportement émotionnel et addictif que d'une décision consciente.

2. Vous avez terminé un repas mais continuez à manger.

Avoir envie et manger émotionnellement est une façon de «combler» un vide que vous ressentez. Lorsque vous commencez un repas mais que vous continuez à manger même après avoir terminé la nourriture principale, ou que vous mangez beaucoup plus que vous ne le feriez normalement, c'est un signe que vous mangez émotionnellement.

3. Manger est une course.

Une alimentation émotionnelle résulte de fringales émotionnelles. Lorsque vous avez envie de quelque chose pour des raisons émotionnelles, ce n'est pas pour satisfaire votre faim ou pour profiter de la nourriture, c'est pour combler une lacune et libérer de la dopamine pour vous sentir mieux. Cela signifie que vous avez tendance à manger la nourriture désirée le plus rapidement possible pour les effets, pas pour le plaisir. De plus, parce que c'est un moyen de gérer les situations émotionnelles, le processus de manger devient moins une question de prendre le temps d'être dans le moment et se transforme en un moment pour vous distraire du présent. Au lieu de gérer l'émotion, vous la supprimez en mangeant votre envie et la dernière chose que vous voulez faire est de prêter attention aux actions que vous prenez pour éviter la situation.

4. Les événements émotionnels déclenchent des épisodes alimentaires

Un moyen facile de savoir si vous avez une envie émotionnelle de quelque chose au lieu d'avoir faim est le fort désir de manger après que quelque chose d'émotionnel se soit produit. L'événement chargé émotionnellement peut être positif ou négatif. Par exemple, vous pourriez avoir reçu un gros bonus et une excellente promotion ou vous pourriez avoir perdu votre emploi de manière inattendue. Les deux événements très chargés émotionnellement peuvent provoquer des envies émotionnelles intenses et des épisodes d'alimentation émotionnelle. Cela s'explique en partie par le fait que votre corps veut stabiliser les émotions en activant le centre du plaisir du cerveau. Il veut vous niveler et manger est une façon de le faire.

5. Manger vous fait vous sentir coupable

Même si vous ne savez pas consciemment que vous mangez pour des raisons émotionnelles, votre subconscient et votre corps le reconnaissent. Vous ne réalisez peut-être pas que quelque chose a déclenché une envie émotionnelle et un épisode alimentaire ultérieur, mais lorsque vous avez terminé, votre corps vous enverra la réponse opposée que vous recherchiez probablement. Votre corps vous dit que vous devriez avoir honte et vous sentir coupable. Cela vous donne des indices physiques que ce n'était pas bon pour vous sous la forme de maux d'estomac, de nausées ou de vomissements avec des effets secondaires émotionnels négatifs. Ces symptômes sont des signes que vos envies n'étaient pas dues à la faim mais à une détresse émotionnelle.

Chapitre 3: La raison de vos envies

Prenez une minute maintenant pour réfléchir à vos envies. Écrivez peut-être une liste de toutes les choses qui vous attirent. Soit honnête avec toi. Si vous posez la question à dix personnes, presque toutes pourront vous donner une liste de quelques choses dont elles ont constamment envie. Dans une étude récente, la plupart des hommes et toutes les femmes ont admis avoir eu une sorte de manque de nourriture au cours de la dernière année. C'est significatif!

La science derrière vos envies

Vous avez peut-être entendu des gens dire: «Tout est dans votre tête». Eh bien, il s'avère que le dicton est correct. Dans votre tête, il y a trois régions qui s'activent lorsque vous avez envie de manger. Ces zones sont spécifiquement responsables du plaisir et de la mémoire. Le centre des sens chimiques de monell a constaté que lorsque vous avez envie d'un aliment, votre caudé, votre insula et votre hippocampe sont tous activés. Bien que le centre de récompense soit important pour la progression des envies de nourriture, il est démontré que les zones de mémoire sont les plus importantes dans le développement de l'envie. Ces zones relient la récompense à un aliment. Une autre étude du Dr Adam Drewnowksi de l'Université de Washington a découvert qu'empêcher le capteur de plaisir de communiquer est un moyen de minimiser le besoin d'aliments riches en sucre et en matières grasses. Le Dr Drewnowski a réussi à bloquer les récepteurs aux opiacés du cerveau.

Drewnowski a également ajouté que les besoins émotionnels sont associés aux fringales. Il a spécifiquement lié les fringales aux aliments riches en glucides en raison de l'augmentation de la sérotonine de ces aliments. La sérotonine calme le corps, ce qui est particulièrement préféré en période de forte anxiété ou de stress. De plus, les résultats de la recherche montrent que le sucre et les aliments gras ont le même effet calmant.

Lorsque les rats ont été exposés à des situations de stress élevé dans une étude de l'Université de Californie à San Francisco, les animaux ont préféré manger des aliments sucrés et gras. Lorsqu'ils consomment ces aliments, ils réduisent leurs hormones liées au stress. Cette action a aidé à réduire la réponse instinctive pour combattre ou voler.

Un article publié dans la société américaine de psychologie Observer note que la capacité des humains à stocker les graisses est un avantage génétique tout au long de notre évolution. C'est grâce à cette capacité à retenir les graisses que les gens peuvent survivre aux pénuries alimentaires et à la famine. L'excès de calories que notre corps peut conserver lorsque la nourriture est abondante, sous forme de graisse corporelle, nous permet de survivre longtemps lorsque la nourriture est rare. C'est en partie pourquoi les fringales ont tendance à se concentrer sur les aliments riches en calories. Notre corps veut stocker au cas où les aliments ne seraient plus disponibles pendant une longue période.

Un autre résultat intéressant de plusieurs études montre que lorsque vous ne mangez pas une alimentation variée, vous ressentez plus de fringales. Surtout si les aliments que vous mangez n'ont pas de «bonne» saveur. Quand quelque chose a «bon goût», il est plus facile d'en créer une récompense agréable. Vous avez une meilleure mémoire qui lui est associée et cette mémoire peut être puissante.

Beaucoup de gens affirment que les aliments dont ils ont envie sont des glucides, et bien que cela soit vrai dans une certaine mesure, la plupart du temps, les aliments sont également riches en graisses et en sucre. Par exemple, les macaronis et fromage, la crème glacée, les frites et les croustilles sont tous des exemples d'aliments riches en glucides et gras. Les biscuits et la crème glacée sont également riches en sucre.

Conseils pour les envies de nourriture

Drewnowski explique que restreindre votre alimentation ne facilite pas les fringales. En fait, cela peut les aggraver. Pour ceux qui ont des habitudes moins addictives, manger quelques chocolats ou un petit bol de crème glacée peut satisfaire l'envie et c'est mieux pour vous que d'essayer de le couper complètement. Mais pour ceux qui ont une dépendance alimentaire, c'est plus difficile. Pour vous aider avec votre dépendance et garder les fringales à distance, au lieu d'acheter un carton entier de crème glacée ou un paquet de biscuits, vous n'en achetez qu'un.

Une autre option consiste à remplacer votre envie par une alternative plus saine et aussi bonne. Par exemple, un brownie hypocalorique et faible en gras est meilleur que l'option plus riche en matières grasses, mais votre corps ne sera "piégé" en une envie de satisfaction que si l'option faible en calories et en gras est bonne aussi. Une étude de l'université de Pennsylvanie menée par le Dr Barbara Rolls a révélé que les participants au «régime» appréciaient autant les aliments à faible teneur en calories que les options régulières et étaient satisfaits. En outre, les participants qui avaient des quantités minimes de nourriture avec des aliments à faible teneur en calories ne montrent pas plus de fringales que ceux qui ont consommé les portions et les aliments standards.

Malheureusement, notre société américaine n'est pas conçue pour soutenir ce type d'alimentation saine et surveillée. Au lieu de cela, tout autour de vous, vous êtes bombardé de messages selon lesquels vous devez manger plus et manger des aliments malsains. La malbouffe et la restauration rapide sont faciles d'accès et bon marché et le marketing le rend plus attractif et omniprésent. Selon des chercheurs du Yale pour les troubles de l'alimentation et du poids comme le Dr Kelly D. Brownell, la société doit complètement inverser ce message et cet environnement pour soutenir de bons comportements et relations alimentaires.

Parce que vous ne pouvez pas changer à lui seul la façon dont la nourriture et la santé sont transmises aux États-Unis, vous pouvez faire certaines choses pour vous soutenir et soutenir vos comportements. L'une de ces choses est de vous éviter d'avoir trop faim. Il est bon de ressentir la sensation de faim, mais lorsque vous avez extrêmement faim; votre corps surcompensera lorsque vous commencerez à manger. En outre, vous choisirez probablement des options moins saines pour obtenir rapidement la fixation de satiété et pour «vous sentir» mieux. Au lieu de cela, vous assurer de ne manger que lorsque vous commencez à avoir faim et d'avoir toujours des aliments sains à disposition sont de bons moyens d'éviter que ces situations ne se produisent.

Une autre option consiste à tenir un journal pour enregistrer vos envies. Ceci est particulièrement utile si vous succombez souvent à des envies. Prévoyez de suivre vos envies pendant au moins un mois. Lorsque vous ressentez une envie, notez l'heure de la journée, vos émotions, ce que vous désirez, et ce que vous avez fini par manger et en quelle quantité. À la fin du mois, révisez ce que vous avez écrit et recherchez des modèles. Recherchez des choses comme une heure commune de la journée ou de la nourriture. Passez en revue vos émotions pour voir si l'une apparaît plus souvent que d'autres. Lorsque vous commencez à identifier vos déclencheurs, vous pouvez commencer à y remédier.

Une méthode pour répondre à vos envies et à votre dépendance consiste à vous préparer avec des aliments «intelligents» riches en glucides. Une dose de glucides également riche en graisses et en sucre peut aider à réduire les hormones de stress dans le corps, ce qui peut être une bonne chose, à condition que cela soit fait avec modération et intelligemment. Cela signifie que le choix des glucides «intelligents» peut vous aider. Par exemple, prendre une collation à base de grains entiers ou des fruits et légumes frais peut satisfaire vos envies et vous apporter également un apport nutritionnel. Envisagez de remplacer des ingrédients dans vos aliments préférés pour mieux vous satisfaire. Par exemple, choisissez de la farine de blé entier trop raffinée ou de l'huile végétale au lieu du canola.

En raison du lien entre les émotions et les envies, il est important de prendre soin de soi pour maintenir son état émotionnel. Chaque jour, faire des choix pour réduire votre niveau de stress ou éviter de vous mettre en colère peut vous aider. Cela peut vous aider à réduire vos envies d'aliments «réconfortants». Considérez les envies que vous rencontrez comme des signaux indiquant que vous devez prendre le temps de vous stabiliser. Vous avez le choix entre plusieurs options pour vous aider à réduire votre stress et vous rendre heureux, ce qui peut également vous aider à éliminer vos envies. Voici quelques options à considérer:

- Marchez dehors ou faites une randonnée
- Lire un livre
- Rencontrez un ami ou un être cher pour une tasse de café
- Offrez-vous une séance de soins, comme un soin du visage, une manucure ou une pédicure

Prendre le temps de prendre soin de vous signifie que vous vous donnez la permission d'être soutenu, de jouer ou de vous ressourcer par vous-même. Ces actions font des merveilles pour votre état mental et physique, notamment en aidant à minimiser vos envies et votre dépendance alimentaire.

Raisons de vos envies diverses (et spécifiques)

Les envies sont toujours un message pour votre corps. Parfois, c'est un message dont vous avez besoin pour prendre soin de vous émotionnellement ou mentalement, et d'autres fois, c'est votre message évolutif de stocker les graisses en cas de famine. Mais il y a d'autres messages que votre corps peut vous envoyer et dont vous devez être conscient. Identifier le message réel que votre corps vous envoie est primordial pour réussir à faire des choix alimentaires sains. Commencez par prendre un moment pour réfléchir à l'envie. Si vous consignez vos envies dans un journal, c'est le moment idéal pour prendre une profonde respiration pendant que vous écrivez et réfléchissez à l'envie. Lorsque vous avez terminé de tenir un journal et de réfléchir, pensez à ce qui permettra à votre corps de se sentir à nouveau équilibré.

Vous trouverez ci-dessous une liste des raisons les plus

courantes des fringales autres que les raisons émotionnelles et mentales.

1. Vous avez besoin d'eau.

Votre corps est principalement constitué d'eau, mais vous en dépensez constamment tout au long de la journée. Cela signifie que vous devez le reconstituer souvent. Lorsque vous avez soif, votre corps lit souvent ce message comme une faim au début. En règle générale, si vous n'avez pas bu beaucoup d'eau, votre corps vous dit qu'il a besoin d'eau et non de nourriture pour trouver un équilibre. Pour déterminer si c'est vraiment juste la soif que vous ressentez quand une envie de fumer se fait sentir, buvez huit à 16 onces d'eau et attendez quelques instants pour voir si les fringales disparaissent.

2. Il y a des carences dans votre apport nutritionnel.

Votre corps a besoin chaque jour d'un mélange de micro et macronutriments. Lorsqu'il n'obtient pas ce dont il a besoin, il envoie des signaux à votre corps pour obtenir davantage de déficits. Lorsque vous avez envie de sel, par exemple, vous avez probablement besoin de plus de minéraux. Les envies de sucre et de caféine sont également des signaux à votre corps que vous manquez d'énergie en raison d'un manque d'insuffisance nutritionnelle globale.

3. Les hormones conduisent.

Chaque fois que vos hormones fluctuent de haut en bas, votre corps envoie divers signaux sur ce dont il a besoin. Les changements dans les ondes de testostérone et d'œstrogène peuvent provoquer des envies uniques, mais le plus souvent, vous entendez parler de fringales lorsqu'une femme est actuellement menstruée ou enceinte. Les changements hormonaux dans ces situations sont souvent hors de votre contrôle; Cependant, vous pouvez choisir des options plus saines et tout aussi savoureuses pour satisfaire votre envie.

4.   Les émotions se cachent sous la surface.

Les envies émotionnelles et l'alimentation se produisent fréquemment dans des situations négatives. L'exercice physique inapproprié, c'est-à-dire trop ou pas assez, est un exemple de coupable surprenant de fringales émotionnelles. D'autres situations plus identifiables incluent une carrière stressante ou une relation destructrice. Lorsque vous êtes dans ces situations pendant une période prolongée, vous mangez pour remplacer vos besoins émotionnels par certains aliments souvent malsains. Dans ces situations, au lieu de chercher le message physique du corps, regardez le message émotionnel qu'il envoie. Quels besoins émotionnels essayez-vous de compenser avec cette envie particulière à ce moment-là?

5.   Vous choisissez des aliments qui sont trop similaires et qui ne vous offrent pas une variété saine.

Certains appelleraient cela une habitude alimentaire déséquilibrée du yin et du yang. D'autres diront que vous mangez trop d'aliments qui sont élevés dans une catégorie, comme les protéines qui provoquent une envie dans une catégorie opposée comme le sucre. Les protéines sont considérées comme un aliment «yang» ou «contractif» tandis que le sucre est plus «yin» ou «expansif». Un autre exemple serait que manger des aliments bien cuits crée souvent une envie d'aliments crus. Les aliments cuits ou déshydratés sont plus «yang» tandis que les aliments crus sont considérés comme «yin». Fondamentalement, la consommation extrême d'un type d'aliment développera une envie d'un aliment opposé pour vous aider à équilibrer.

Chapitre 4: Traitement de la dépendance alimentaire

Vous avez peut-être déjà répondu à votre question concernant votre dépendance alimentaire. Vous avez peut-être réalisé que vous avez une séquence chimique qui se produit encore et encore, vous attirant vers vos envies habituelles. Mais que pouvez-vous y faire? Comment pouvez-vous vraiment traiter votre dépendance alimentaire? La première étape de tout changement majeur dans la vie, y compris la modification de vos habitudes alimentaires, doit être prise sous la direction de votre médecin de premier recours. Consultez-les d'abord au sujet de vos préoccupations et discutez des options de traitement qui pourraient vous convenir le mieux.

Si vous ignorez votre dépendance alimentaire ou si vous la laissez durer longtemps, vous risquez de développer un diabète, des troubles alimentaires et de l'obésité. Si vous souffrez déjà de l'une de ces maladies, ne pas traiter votre dépendance alimentaire peut les aggraver. La plupart des plans de traitement dont vous discuterez avec votre médecin comprendront plusieurs étapes. Il est important que vous ne sautiez aucune des étapes que vous et votre médecin avez décrites. De plus, traitez chaque étape aussi importante que les autres malgré vos préjugés personnels. Ces deux rappels sont essentiels à votre réussite.

En plus de travailler avec votre médecin de soins primaires, il est également utile de rechercher un conseiller en santé mentale. Un thérapeute ou un conseiller pourra vous aider avec le côté mental de la dépendance. La dépendance alimentaire réside principalement dans votre esprit, avec des voies neuronales forgées avec votre mémoire et les centres de plaisir du cerveau. Un thérapeute peut vous aider à commencer à distinguer quels sont vos déclencheurs, à recâbler votre traitement mental et à répondre à tous vos besoins émotionnels. N'oubliez pas que votre dépendance alimentaire peut provenir de l'enfance, ce qui signifie que ces habitudes sont profondément enracinées, mais que vous avez peut-être utilisé de la nourriture pour vous aider à couvrir d'autres problèmes. Vous n'avez pas besoin d'affronter seul ces émotions et situations difficiles.

En collaboration avec vos médecins, vous pouvez trouver vos aliments déclencheurs. Ce sont les aliments vers lesquels vous vous tournez lorsque vous avez envie de quelque chose ou que vous devez faire face à une situation émotionnelle. Certaines personnes sont attirées par les aliments gras contenant beaucoup de glucides, tandis que d'autres préfèrent les aliments sucrés. Lorsque vous savez ce dont vous avez envie et ce qui déclenche vos habitudes de dépendance alimentaire, vous pouvez commencer à devenir plus attentif aux messages de votre corps et à retravailler vos moteurs de plaisir. En plus d'admettre d'abord que vous avez une dépendance alimentaire, l'identification de vos aliments déclencheurs est la première étape du processus de traitement.

N'oubliez pas que couper complètement vos aliments déclencheurs n'est pas une approche réussie. En général, essayer de faire cela entraîne un revers majeur, provoquant encore plus de détresse mentale et de frénésie alimentaire nocive. Au lieu de cela, envisagez de réduire lentement. Par exemple, lorsque vous avez envie de manger, mangez d'abord quelque chose de sain comme des bâtonnets de carottes ou une pomme, puis donnez-vous une portion de l'aliment déclencheur. Pendant que vous continuez cette supplémentation, commencez à changer la taille de vos portions d'aliments sains par rapport à l'aliment déclencheur. Peut-être avez-vous commencé avec trois bâtonnets de carottes avant un bol ou deux de crème glacée. Puis la prochaine fois, vous avez eu 4 bâtonnets de carottes et un peu moins de glace. Le suivant, vous faites cinq bâtonnets de carotte et moins de crème glacée, etc. En poursuivant ce processus, vous commencerez lentement à associer les bâtonnets de carotte à la libération de dopamine et non au choix alimentaire malsain. Cela vous aidera à éliminer les envies de nourriture malsaine et à maîtriser votre dépendance alimentaire.

La dopamine qui provoque vos envies est la réponse chimique de votre cerveau que vous devez surmonter ou recâbler. Si remplacer un aliment par une option plus saine n'est pas un choix, envisagez de faire de l'exercice. L'activité physique libère également de la dopamine et aide à garder votre poids gérable. Cela en fait l'une des options de traitement les plus attrayantes, car elle a la capacité de maintenir le poids et de minimiser les fringales. Si vous rejoignez une salle de sport ou un centre de remise en forme où vous rencontrez d'autres personnes qui veulent être en bonne santé et rester en bonne santé, vous pouvez également profiter de la motivation supplémentaire.

Malheureusement, le chemin pour vaincre la dépendance alimentaire n'est pas facile, mais vous pouvez en arriver au bout. Une partie importante du traitement consiste à avoir un système de soutien solide à vos côtés pendant tout cela. Trouvez des personnes vers lesquelles vous pouvez vous tourner, comme un ami, un membre de votre famille, un médecin ou un conseiller, pour vous aider à rester sur la bonne voie et motivé.

Objectifs du traitement de la dépendance alimentaire

Vous ne pouvez pas «guérir» la dépendance alimentaire, mais vous pouvez la surmonter selon le Food Addiction Institute. La meilleure façon de le surmonter est d'aborder le traitement avec plus d'une méthode. Lorsque vous recherchez un traitement, vous pouvez entrer en rémission et aider à réparer les dommages économiques, sociaux et psychologiques.

- Certains des objectifs du traitement de la dépendance alimentaire comprennent:
- Répondez aux problèmes mentaux associés à la dépendance alimentaire. Par exemple, une diminution de l'estime de soi et de la culpabilité.
- Minimisez la suralimentation.
- Aide aux objectifs de perte de poids.

Comme d'autres programmes de traitement de la toxicomanie, il existe des groupes de soutien et des thérapeutes qui peuvent vous aider. L'utilisation de ces ressources vous aide à minimiser les fringales et à arrêter les rechutes potentielles. Selon la situation, des médicaments peuvent parfois être prescrits pour aider à arrêter les épisodes de frénésie alimentaire ou à atténuer l'appétit.

Attentes de retrait

Encore une fois, comme pour d'autres dépendances, des symptômes de sevrage peuvent être associés. Certains sont similaires à d'autres dépendances comme l'alcool ou les drogues, tandis que certains sont uniques à la dépendance alimentaire. De plus, certaines personnes ne présentent aucun symptôme de sevrage. La variation des symptômes dépend de la composition corporelle de chaque personne et des aliments auxquels elle est dépendante.

Certains des symptômes de sevrage les plus courants que les gens éprouvent lors de la désintoxication de la dépendance alimentaire comprennent:

- Augmentation des périodes d'épuisement
- Difficulté à dormir
- Cerveau «flou» ou «brumeux» ou difficulté à se concentrer
- Un mal de tête
- Périodes soudaines de fringales

La dépendance alimentaire peut causer d'autres problèmes de santé, en particulier lorsqu'elle a été un problème pendant une période prolongée. En raison des problèmes de santé supplémentaires, certains des symptômes ressentis pendant le traitement peuvent ne pas être directement liés aux symptômes de sevrage de la dépendance elle-même. Parfois, ces autres problèmes subventionnent les symptômes du sevrage de la dépendance alimentaire. C'est pourquoi il est important de travailler avec un professionnel de la santé ou une équipe de traitement des dépendances alimentaires. Vous devez vous assurer que les symptômes ne sont pas dangereux pour votre santé globale.

Types de plans de traitement

Toute personne souffrant d'un trouble de l'alimentation, y compris une dépendance alimentaire, peut se rendre dans un établissement de traitement en établissement. En choisissant cette option, le patient accepte de vivre dans l'établissement pendant une durée déterminée. La plupart des programmes exigent une participation d'au moins 28 jours, mais selon le programme et les situations, certains centres ont des programmes qui durent jusqu'à un an, ainsi que diverses durées intermédiaires.

Le choix d'un plan de traitement pour patients hospitalisés peut offrir les avantages suivants.

1. D'autres participants qui sont également confrontés à des dépendances similaires à la nourriture et à l'alimentation peuvent vous apporter un soutien pendant cette période.
2. Les groupes, la thérapie, les médicaments et la supervision de désintoxication sont tous disponibles en un seul endroit avec une équipe de professionnels.
3. Le transport pour se rendre et quitter les séances de traitement n'est pas un problème.
4. Vivre dans l'établissement signifie que tous les repas sont fournis, soigneusement préparés et programmés pour minimiser la suralimentation ou d'autres habitudes négatives liées aux repas.
5. Le monde extérieur ne peut pas fournir de stress ou de déclencheurs pendant que vous êtes au centre, comme une absence de messages marketing ou un stress lié au travail.

Parfois, l'enregistrement dans un établissement n'est pas une option et vous avez besoin d'un traitement à temps partiel. Les centres ambulatoires offrent des services similaires à leurs patients mais sont plus flexibles avec des horaires. Les personnes qui bénéficient le plus d'un centre de soins ambulatoires sont celles qui n'ont pas de toxicomanie sévère ou celles qui ont encore besoin de participer à leur vie extérieure comme avec leur famille ou leur carrière.

Le choix d'un plan de traitement ambulatoire peut offrir les avantages suivants.

1. Programmes en 12 étapes, similaires au programme des Alcooliques anonymes.
2. Des groupes à rencontrer pour échanger et se motiver pour surmonter la dépendance alimentaire.
3. Groupes à rencontrer pour la thérapie.
4. Conseil sur une base individuelle.

Pour ceux qui veulent plus de confort et de luxe qu'une installation de traitement conventionnelle, il existe des centres exécutifs ou de luxe. Ils sont généralement plus luxueux que les centres standards, ce qui les rend à leur tour plus chers. L'avantage d'une installation comme celle-ci réside dans les mesures de confidentialité supplémentaires et les services de luxe. Par exemple, certains centres proposent:

- Thérapies en dehors des méthodologies traditionnelles
- Séances de méditation et de yoga pour la récupération
- Centres de loisirs et de remise en forme
- Thérapie équine ou équine
- Golf
- Repas préparé par des chefs gastronomiques
- Bains à remous et piscines
- Acupuncture
- Traitements de spa
- Massothérapie

- Chambres avec vue panoramique comme l'océan ou la montagne
- Salons privés

Certaines des thérapies les plus traditionnelles ou conventionnelles utilisées pour traiter la dépendance alimentaire comprennent les thérapies comportementales cognitives ou dialectiques, les conseils concernant la nutrition et le régime alimentaire et la psychothérapie. Le but de ces thérapies est de vous aider à minimiser la suralimentation, à perdre du poids et à surmonter les problèmes psychologiques associés à la dépendance. Ces thérapies sont utilisées à la fois dans les centres hospitaliers et ambulatoires.

La TCC ou thérapie cognitivo-comportementale est une thérapie de traitement conçue pour enseigner aux patients comment utiliser leurs propres sentiments et pensées pour surmonter la dépendance alimentaire et leurs comportements appris. Parce que le traitement de la dépendance alimentaire est plus efficace lorsque les aliments sont consommés avec modération plutôt que par élimination, cette thérapie est fréquemment utilisée en raison de son objectif. En outre, la TCC offre aux patients des outils pour faire face et prévenir les rechutes, ainsi que pour identifier leurs déclencheurs pour toutes sortes de comportements addictifs, y compris la dépendance alimentaire.

Une autre thérapie, la thérapie comportementale dialectique ou TCD est une méthode utilisée pour les patients avec des personnalités limites dans certaines situations, mais il a été démontré qu'elle aide les patients souffrant de dépendance alimentaire. Une partie de la thérapie consiste à guider les patients dans le choix de relations saines, la régulation de leurs émotions et la gestion du stress. Grâce à ces adaptations de comportement, les patients apprennent à cesser d'utiliser la nourriture pour soulager leur stress.

Des conseils sur l'alimentation et la nutrition sont fournis aux patients afin qu'ils puissent apprendre à cultiver de bonnes et saines habitudes alimentaires. Contrairement à d'autres troubles où vous pouvez éliminer complètement la substance de votre vie, la dépendance alimentaire vous oblige à apprendre à récupérer tout en étant toujours exposée et en utilisant la dépendance. C'est pourquoi des conseillers ou des diététistes sont nécessaires pour aider les toxicomanes à se rétablir sans mourir de faim.

La psychothérapie est une autre intervention comportementale qui aide les patients à minimiser les épisodes de suralimentation en se concentrant sur une communication et des relations interpersonnelles saines. Il est important qu'un toxicomane alimentaire dispose d'un système de soutien sain et positif, et la psychothérapie interpersonnelle peut aider à développer cet environnement. De plus, le traitement des problèmes émotionnels liés à diverses relations, associé à des compétences en communication, est utilisé pour aider les patients à développer des relations saines.

Médicaments pouvant être utilisés dans le traitement

Seuls quelques médicaments ont fait leurs preuves dans le traitement de la dépendance alimentaire. La plupart ne sont disponibles que par l'intermédiaire de professionnels et dans les centres de traitement. Les médicaments sur ordonnance les plus courants comprennent:

1. Vyvanse - Un médicament commun pour les patients atteints de TDAH. Ce stimulant aide à réduire l'appétit et peut aider dans les troubles alimentaires moyens à sévères. Certains des effets secondaires de ce médicament comprennent des troubles du sommeil, des maux de tête et une bouche sèche. De plus, il est considéré comme une substance contrôlée et peut devenir une dépendance.

2. Topamax - Un médicament commun pour les patients qui subissent des crises. Ce médicament aide également à supprimer l'appétit et à réduire la suralimentation. Les effets secondaires comprennent des calculs rénaux et des vertiges.

3. Antidépresseurs - Les ISRS ou les inhibiteurs sélectifs du recaptage de la sérotonine peuvent aider à minimiser la suralimentation chez certains patients. Certains médecins soupçonnent que cela est dû au fait que cela améliore l'état émotionnel des patients en minimisant les émotions négatives qui peuvent conduire à une suralimentation ou déclencher une dépendance alimentaire. Les effets secondaires comprennent la nervosité, les modifications du désir sexuel et les nausées, entre autres.

Pour rechercher du soutien en dehors des médicaments et des professionnels de la santé, de nombreuses personnes souffrant de dépendance alimentaire recherchent des programmes en 12 étapes ou des groupes de soutien pour le traitement. Les programmes en 12 étapes sur la dépendance alimentaire s'inspirent des programmes des Alcooliques anonymes et nécessitent l'aide d'un parrain. Ces options comprennent souvent des réunions avec d'autres personnes aux prises avec une dépendance alimentaire. Certains des programmes en 12 étapes les plus courants pour la dépendance alimentaire sont les toxicomanes en rétablissement anonymes, les toxicomanes anonymes, les mangeurs excessifs anonymes et les mangeurs compulsifs anonymes. Certains programmes sont plus structurés que d'autres et chacun a sa propre approche pour vous aider avec votre dépendance alimentaire. Il est conseillé de travailler avec votre équipe médicale, votre propre emplacement et vos préférences pour déterminer si l'un de ces groupes est le meilleur soutien de motivation pour votre plan de traitement.

Chapitre 5: Méthodes pour maîtriser vos envies

Parfois, votre corps vous envoie une envie de nourriture même si vous avez bien surmonté certains de vos déclencheurs. Lorsque ces déclencheurs se produisent, il est possible que certaines de ces envies soient des messages réels de votre corps vous indiquant qu'il a besoin de quelque chose de spécifique. Vous manquez probablement d'un nutriment et votre corps essaie de vous le dire, mais votre esprit associe un certain aliment comme source de ce nutriment. Pour vous aider à contrôler vos envies, pensez à choisir une alternative plus saine qui fournira à votre corps les nutriments dont il a besoin. Vous trouverez ci-dessous un tableau de certaines des envies courantes et de ce que votre corps pourrait vous dire.

Envie	Nutriment nécessaire	Alternatives saines
Pain	Azote	Des protéines comme le poisson et les noix
Collations grasses et huileuses	Calcium	Légumes verts comme le brocoli et le fromage
Thé ou café	Phosphore	Poulet, noix, produits laitiers

	Soufre	Canneberges, chou frisé
	Sel	Vinaigre de cidre de pomme, sel de mer
	Fer	Viandes, légumes verts, cerise noire
Alcool ou drogues	Protéine	Viande, noix, produits laitiers
	Avenin	Gruau, granola
	Calcium	Légumes verts comme le brocoli, le fromage
	Glutamine	Jus de chou ou supplément en poudre
	Potassium	Olives séchées, algues, légumes verts
Chocolat	Magnésium	Noix, graines, fruits

	Chrome	Légumes verts comme le brocoli, les raisins, le fromage
Aliments sucrés		
	Carbone	Fruits
	Phosphore	Protéines telles que viandes et poissons, œufs, produits laitiers, noix
	Soufre	Canneberges, chou frisé
	Tryptophane	Fromage, raisins secs, épinards
Nourriture brûlée	Carbone	Fruits
Mâcher de la glace	Fer	Protéine, cerise noire, légumes verts
Soda	Calcium	Légumes verts comme le brocoli, le fromage

Aliments salés	Chlorure	Poisson, sel de mer
Aliments acides	Magnésium	Noix, graines, fruits
Liquide sur aliments solides	Eau	Eau
Aliments solides sur liquides	Eau	Eau
Boissons fraîches ou glacées	Manganèse	Noix, baies
Envies pendant la menstruation	Zinc	Protéines, légumes racines, légumes verts feuillus
Perte d'appétit	B Vitamine	Noix, viandes, légumineuses
	Manganèse	Noix, baies
	Chlorure	Poisson, sel de mer
Tabac	Silicium	Graines de noix
	Tyrosine	Supplément d'oranges ou de vitamine C, fruits, légumes

Envies générales	Silicium	Graines de noix
	Tryptophane	Fromage, raisins secs, épinards
	Tyrosine	Supplément d'oranges ou de vitamine C, fruits, légumes

Les envies peuvent être une force motrice puissante qui peut vous donner l'impression de vous «forcer» à faire un choix que vous ne feriez pas autrement si vous pouviez suivre votre meilleur jugement. Les envies peuvent frapper n'importe qui, à tout âge, et peuvent causer des dommages incroyables si elles ne sont pas contrôlées. Souvent, les envies sont associées à un faible cas de malnutrition. De nombreuses personnes vivant aux États-Unis entrent dans cette catégorie en raison du manque d'aliments entiers riches en nutriments et de l'abondance d'aliments transformés de substitution dans leur alimentation. Le corps envoie alors des messages au cerveau indiquant qu'il a besoin de certains nutriments. Cependant, le cerveau ne sait pas exactement comment répondre aux messages. Votre subconscient sait qu'il a besoin de phosphore, mais votre esprit conscient ne sait pas quel goût cela a. Au lieu de cela, votre corps vous dit que vous avez besoin de quelque chose de sucré. C'est un aliment que votre esprit conscient comprend et avec lequel il est familier. Les sucreries vous offriront une source de phosphore, mais vous feriez bien mieux de prendre une poignée de noix qu'une autre part de gâteau.

Comprendre les messages que votre esprit conscient vous envoie en tant qu'interprétation des messages de votre subconscient est un moyen d'aider à surmonter les fringales et à vivre une vie plus saine et contrôlée.

Ajuster votre câblage mental

Parfois, vos envies sont plus élémentaires qu'un message mal interprété concernant votre manque de nutriments. Parfois, vos envies sont dues au fait que votre corps veut «se sentir bien». Il cherche le prochain «high» ou libération de dopamine, et il se remémore certaines des dernières fois où vous avez ressenti cela. Plusieurs fois, il commence à lier un certain aliment comme les sucreries ou les collations salées à la libération de dopamine et à la sensation de «se sentir bien» ou «high». Peut-être que votre «nourriture réconfortante» est quelque chose de riche en glucides ou fortement transformé. Les produits chimiques et les ingrédients de bon nombre de ces aliments réconfortants libèrent de plus grandes doses de dopamine, donnant à votre cerveau ce qu'il veut malgré ce dont le corps a vraiment besoin. Vous êtes pris dans ce cycle de suralimentation ou de réconfort, en particulier pendant les périodes chargées d'émotion.

Pendant une période d'envie intense, votre cerveau active des régions spécifiques. Les zones responsables de la mémoire sont ce qui peut rappeler les aliments qui vous ont réconforté une fois. Le centre du plaisir envoie un message fort indiquant que le confort est nécessaire, l'emportant souvent sur toutes vos autres pensées et préférences. Une étude a rapporté que les participants en surpoids ont souvent plus d'activité dans les centres de plaisir pendant une envie que les personnes de poids moyen. C'est pourquoi certains médicaments qui suppriment l'appétit sont centrés sur les neurotransmetteurs pour augmenter la noradrénaline et la sérotonine.

Votre corps a besoin d'un certain niveau de graisses et de sucres naturels pour prospérer. Mais manger trop crée un déséquilibre. Les aliments riches en sucre et en matières grasses contiennent généralement très peu de nutriments, mais beaucoup de calories. Au cours des siècles passés, être un peu en surpoids ou très en surpoids était un signe de richesse et de nourriture abondante. On pensait également qu'il était en meilleure santé que les personnes moyennes ou en insuffisance pondérale. Malheureusement, dépasser le poids corporel idéal pour votre âge, votre taille et votre sexe n'est pas sain. En fait, lorsqu'une personne est obèse, elle est très probablement très sous-alimentée et a tendance à consommer de la malbouffe et des aliments contenant très peu de nutriments. Il existe une corrélation entre les pourcentages de kilos en surpoids d'une personne et ses mauvaises habitudes alimentaires. Plus vous mangez souvent des aliments à faibles concentrations de leptines et de gherlins élevés, ou des aliments riches en graisses et riches en glucides, plus il est difficile pour votre corps de réguler votre satiété et votre faim. Ces choix alimentaires limitent la perte de poids pour diverses raisons, notamment l'effet secondaire de ne pas permettre à votre corps de sentir quand arrêter de manger.

Votre santé intestinale est également un facteur

Il y a de bonnes bactéries dans votre intestin. Cette microflore vous aide à décomposer vos aliments en nutriments que votre corps peut absorber et à transmettre les aliments malsains afin qu'ils ne «collent» pas. Lorsque vous mangez trop ou mangez des aliments malsains, vous créez un déséquilibre de vos bactéries intestinales. Ce déséquilibre s'appelle la dysbiose. La dysbiose perturbe la fonction de vos intestins, ce qui a un impact négatif sur votre bien-être et votre santé en général. Sans les bonnes bactéries, les mauvaises bactéries commencent à se former. Ces bactéries se développent dans un environnement acide, de levure ou sucré. Parce que la bactérie est une force puissante mais nocive qui se développe dans votre corps, elle commence à envoyer des signaux pour obtenir plus de ce qu'elle veut malgré les ramifications négatives. Vous aurez envie d'aliments riches en levure, en sucre ou en acide. Plus vous cédez à l'envie, plus vous rendez votre environnement intestinal attrayant pour les mauvaises bactéries. La meilleure façon de guérir les fringales liées à votre santé intestinale est de supprimer ces aliments de votre alimentation. Heureusement, vous n'avez pas besoin de sucres artificiels ou raffinés et de levure pour survivre, il est donc possible de les éliminer sans vous affamer.

L'effet des opioïdes

Un opioïde crée une réponse chimique qui vous fait vous sentir bien pendant une courte période. Les récepteurs opioïdes se lient principalement à l'opioïde chimique psychoactif dans le tractus gastro-intestinal et le système nerveux périphérique et central. Les opioïdes sont des produits chimiques naturels présents dans les plantes et les fleurs telles que les coquelicots et sont également transformés synthétiquement en médicaments tels que la méthadone. Les opioïdes naturels trouvés dans les coquelicots peuvent être transformés en drogues comme l'héroïne et la morphine.

Certains aliments contiennent également des opioïdes. Lorsque vous mangez ces aliments, ils communiquent avec votre corps comme d'autres formes de produits chimiques. Ils vous font vous sentir bien pendant un petit moment, puis vous plantez, ce qui vous oblige à rechercher le prochain «correctif». Certains aliments connus pour leur teneur en opioïdes comprennent le gluten, le blé et les produits laitiers.

Les exorphines de gluten, un opioïde créé lors de la digestion du gluten, sont élaborées à partir de morceaux de peptides. Pensez à la dernière fois que vous avez mangé beaucoup de pain ou de pâtes. Vous êtes-vous senti étourdi ou presque euphorique? Ces réponses immédiates sont les effets de la digestion du gluten et ses réponses de type médicamenteux. Le blé contient également une protéine appelée Gliadin. Au fur et à mesure que votre corps digère le blé, votre corps crée un autre peptide fragmenté appelé Gliadorphin qui est similaire aux opioïdes. Vous commencez à avoir envie de plus de blé lorsque ces peptides fragmentés se lient aux récepteurs opiacés du cerveau. Cette réponse explique pourquoi il est difficile de ne manger qu'un seul morceau de pain. Le lien étroit entre le gluten et le blé se produit également dans l'intestin. Lorsque vous digérez l'un ou l'autre, vous commencez à ressentir des réactions inflammatoires. Par exemple, vous pouvez ressentir des effets secondaires comme un cerveau brumeux, des éructations et des ballonnements. Toutes ces réactions et réponses corporelles indiquent que votre intestin est enflammé.

Observez comment vous vous sentez lorsque vous mangez du gluten ou du blé et recherchez l'un des effets secondaires identifiés ci-dessus. Si vous remarquez l'une de ces réactions, essayez de réduire ou de supprimer le gluten et le blé pour voir si les changements de régime font dissiper les symptômes. Le gluten peut être trouvé dans des endroits inhabituels. Vous pouvez considérer le gluten comme des aliments tels que les biscuits, les gâteaux, les pâtes, le pain et la farine, mais vous pouvez également trouver du gluten dans les sauces. Certains médicaments, sauces tomates et même sauce soja peuvent contenir du gluten en raison des épaississants utilisés. Pour vous aider à minimiser ou à éliminer le gluten de votre alimentation, assurez-vous de lire toutes les étiquettes des aliments que vous prévoyez de manger pour vous assurer qu'elles indiquent clairement qu'il est sans gluten. Cette désignation signifie que le gluten n'est pas détectable dans les aliments.

La casomorphine est un peptide qui imite les effets d'un opioïde et est développé à partir de la protéine caséine. Les caséines sont répandues dans les produits laitiers, faisant des produits laitiers un aliment hautement addictif. C'est pourquoi vous pouvez avoir du mal à ne manger qu'un petit morceau de fromage lorsqu'il est présenté avec un délicieux plateau de fromages. Deux autres protéines présentes dans les produits laitiers, l'a-lactoglobuline et l'a-lactalbumine développent également des peptides fragmentés appelés a-lactorphine. Ceux-ci imitent également les effets des opioïdes.

Savoir plus sur le pouvoir des envies de fromage

Le calcium a besoin de l'hormone œstrogène pour être absorbé. Si vous avez envie de produits laitiers, votre hormone œstrogène pourrait être déséquilibrée. Vous pouvez réguler vos hormones en mangeant des produits laitiers, mais si vos envies de produits laitiers deviennent extrêmes et conduisent à une suralimentation, vous devrez probablement trouver des méthodes alternatives pour réguler vos hormones.

De plus, si vous prenez des antidépresseurs, vous pourriez ressentir la «réaction du fromage» ou l'interférence de certains fromages avec le médicament. Le fromage vieilli ou fermenté contient de grandes quantités de tyramine, un produit chimique qui peut s'accumuler dans votre corps lors de la prise d'antidépresseurs. Lorsque vous ne prenez pas ce médicament, votre tube digestif contient une enzyme qui surveille les niveaux de tyramine, mais le médicament interfère avec la fonction de cette enzyme, ce qui permet aux niveaux de devenir incontrôlables. Lorsque cela se produit, vous pouvez souffrir d'hypertension artérielle, de problèmes cardiaques, de désorientation, de nausées, de vomissements et de maux de tête. Il existe d'autres aliments qui ont des niveaux élevés de tyramine, notamment la bière, les aliments marinés, la choucroute, le tofu, l'aubergine, l'avocat, l'ananas, les arachides, les bananes, la levure, la noix de coco, les légumineuses, la sauce soja et les charcuteries. Ceux-ci doivent également être consommés avec modération ou évités si vous prenez des antidépresseurs.

Méthodes suggérées pour guérir les envies avec des alternatives plus saines

Envie	Alternative
alcool	Bouillon d'os
Pain	Cottage cheese
Glucides	Lentilles, légumineuses ou graines
Chocolat	Noix ou graines
Fromage	Amandes, noix ou poisson

Huiles et aliments gras comme la crème glacée, le beurre ou les hamburgers	Amandes, noix ou poisson
Les aliments salés comme les chips ou les olives	Agrumes ou fruits de mer
Aliments acides comme les citrons ou le vinaigre	Fruits, légumes ou noix
Boissons gazeuses ou pétillantes	Fromage, amandes ou légumes verts

Pour aider pendant des périodes de manque spécifiques

Temps d'envie	Alternative
Frénésie nocturne	Protéines, œufs ou fromage cottage
Perte d'appétit	Noix ou légumineuses
Prémenstruel	Noix, fruits ou viande rouge

Peu importe ce que l'envie est, il y a une raison physique et mentale à cela. Maintenant que vous comprenez pourquoi vous avez envie, vous pouvez utiliser les outils de ce chapitre pour vous aider à surmonter le pouvoir intense de l'envie et à rester sur la bonne voie pour atteindre vos objectifs de perte de poids, de santé ou de bien-être.

Quelques dernières suggestions

1. Passer à la «dinde froide» est souvent un échec. Pensez à réduire lentement pour éliminer un certain aliment au fil du temps.
2. Apprenez ce qui manque à votre corps en écoutant les signaux, puis en choisissant la nourriture qui répond à vos besoins nutritionnels.
3. Considérez certains aliments médicamenteux tels que les produits laitiers et le gluten. Travaillez d'abord à les éliminer de votre alimentation pour bien gérer vos envies.
4. Surveillez les moments de la journée ou les situations qui déclenchent une suralimentation ou des envies intenses. Choisissez des aliments qui répondront aux besoins de votre corps tout en vous faisant vous sentir rassasié et rassasié.

Chapitre 6: Comment retrouver de saines habitudes alimentaires

La plupart des gens savent qu'ils ont besoin de manger sainement. En fait, à présent, vous reconnaissez probablement la possibilité dans votre propre alimentation de manger plus sainement. Mais la réalité est que la plupart des gens ne choisissent pas systématiquement des aliments sains aussi souvent qu'ils le souhaitent. Heureusement, vous pouvez facilement manger plus sainement et vous en tenir à vos bons choix.

La motivation et la volonté sont souvent attribuées à votre capacité à changer vos actions ou à développer de meilleures habitudes. En fait, votre environnement a autant ou plus à voir avec votre comportement que votre volonté! Votre environnement peut influencer une variété de vos choix, mais il a certainement un impact dramatique sur votre comportement alimentaire. Pour la plupart, les messages que vous recevez sur la nourriture, à la fois directement et indirectement, ont un impact sur les choix que vous faites concernant la consommation de quelque chose.

Par exemple, une étude menée pendant plus de six mois dans l'hôpital général de Massachusetts par le Dr Anne Thorndike a révélé que la façon dont les aliments sont présentés avait un impact significatif sur les choix alimentaires des participants. Thorndike a publié ses résultats dans le journal américain pour la santé publique, révélant que quand elle et son équipe de recherche ont simplement réorganisé la cafétéria de l'hôpital, les gens ont acheté plus d'eau et les ventes de boissons gazeuses ont chuté de façon spectaculaire. En fait, les ventes d'eau ont augmenté de près de 26% et les ventes de boissons gazeuses ont chuté d'environ 11%. Thorndike n'a pas changé la messagerie dans la pièce ni supprimé le soda en option, mais s'est simplement assuré d'ajouter de l'eau dans toutes les refroidisseurs de boissons et dans d'autres endroits divers autour de la cafétéria. Elle et son équipe ont seulement ajusté l'environnement, encourageant les gens à faire un choix plus sain en le rendant plus disponible et cela a fonctionné. Ils ont facilité la santé. C'est la puissance de votre environnement.

Imaginez maintenant l'influence de votre environnement sur vous lorsque vous êtes distrait, fatigué ou stressé. Lorsque vous êtes déjà vulnérable, vous ne voulez rien ajouter de stressant à votre assiette. Au lieu de cela, vous optez pour l'option la plus simple et qui comprend la cuisine ou la recherche d'un dîner. Au lieu de cela, vous choisissez l'option la plus simple dans votre environnement.

La bonne nouvelle est que si vous aménagez votre environnement de manière à favoriser une alimentation saine, vous pourrez retrouver plus facilement vos saines habitudes alimentaires. Comme l'expérience de Thorndike, vous n'avez pas besoin de supprimer quoi que ce soit ou de modifier la messagerie autour de vous. Vous devez simplement vous faciliter le choix des options saines, surtout lorsque vous êtes épuisé.

Manger sainement sans reconnaissance

Un autre chercheur a souligné l'impact de votre environnement sur vos comportements alimentaires sains. Le professeur de l'Université Cornell, Brian Wansink, a observé plusieurs participants dans diverses études organisées et a trouvé comment vous pouvez faire des choix plus sains en changeant votre environnement et en «trompant» votre esprit pour qu'il ne réalise même pas le changement. Vous trouverez ci-dessous quelques-uns des conseils que Wansink a publiés dans divers endroits, y compris son livre, Mindless Eating.

1. **Changez vos lunettes.**

Si vous voulez boire moins de boissons malsaines, remplacez vos grands verres trapus par des options plus hautes et plus maigres. Ces verres contiendront moins de liquide mais semblent être plus. C'est une illusion d'optique bien sûr, mais votre esprit ne saura pas la différence lorsqu'il verra le verre vertical grand et maigre. Wansink a constaté, en fait, que lorsque vous buvez dans un verre haut et maigre, vous buvez en fait près de 20% de moins que dans une version plus courte. Bien que cela ne soit pas utile pour augmenter votre consommation d'eau, c'est bénéfique lorsque vous souhaitez réduire les boissons malsaines comme les sodas ou l'alcool.

2. **Choisissez les petites assiettes.**

De plus grandes portions s'adaptent sur des assiettes plus grandes. Lorsque vous avez plus de nourriture devant vous, vous mangez plus. Wansink a remplacé les assiettes plus grandes de la taille d'un dîner par des assiettes à salade et a constaté que les participants mangeaient environ 22% de nourriture en moins au cours de l'année où il les étudiait. Encore une fois, c'est une illusion d'optique. Vous pouvez placer la même quantité de nourriture dans la grande assiette et sentir que ce n'est pas suffisant, mais quand elle est dans la petite assiette, vous vous sentez bourré. Votre cerveau pense que vous obtenez moins sur une grande assiette pas pleine, mais satisfait quand il mange la même portion de la plus petite assiette.

3. **Mettez ce qui est bon pour la santé au premier plan et au centre.**

Remplir un bol avec des noix, des fruits ou des légumes préparés et le mettre à un endroit où vous pouvez le prendre rapidement, il est plus facile et plus susceptible pour vous de prendre quelque chose de sain à grignoter à la rigueur qu'un sac de chips ou une autre option de collation malsaine. Mettre des aliments sains là où vous les verrez en premier vous aide à faire un bon choix sans avoir à y penser beaucoup plus.

4. **La couleur est la clé.**

Vous voulez manger plus de légumes et de légumes verts, mais vous voulez réduire d'autres aliments comme les pommes de terre féculentes ou les pâtes riches en glucides. Lorsque votre assiette correspond à la couleur de votre nourriture, vous avez tendance à mettre plus de cette nourriture dans l'assiette parce que votre cerveau ne peut pas faire la différence entre la nourriture et l'assiette facilement. Mais quand cela contraste fortement, vous pouvez mieux contrôler vos portions. Pour cette raison, vous souhaitez choisir des assiettes d'un vert plus foncé ou même bleu. Cela permettra à votre esprit d'encourager naturellement plus de légumes verts, mais de servir moins de choix malsains.

5.   **Achetez gros pour des aliments sains.**

Lorsque vous voulez rendre la santé proéminente et facile, mettez-la dans un grand récipient. Les grandes boîtes prennent de la place, sont plus évidentes et sont un peu encombrantes. Vous ne pouvez pas nier qu'ils sont là. Lorsque vous ne pouvez pas oublier qu'ils sont là, vous êtes plus susceptible de les manger. Au contraire, si vous mettez des aliments malsains dans de petits récipients, il est possible qu'ils soient cachés dans votre cuisine pendant de longues périodes de temps, ne provoquant guère de tentation. Le problème peut résider dans l'achat en gros et se retrouver avec de gros conteneurs de tout. Au lieu de vous contenter de vous en occuper, prenez vos articles malsains et mettez-les dans de petits sacs et des bidons. Placez les petits sacs dans un endroit indéfinissable pour aider à réduire le risque de fringales et de frénésie.

6.   **Le sain est clair, non claire est malsaine.**

Comme le truc avec l'emballage, vous pouvez retirer quelque chose de votre vue et vous aider à oublier le choix. Parce que la nourriture est à la fois un besoin physique ou un désir et une conversation mentale, vous pouvez retrouver de saines habitudes alimentaires en vous assurant que ce que vous voyez est sain et que ce qui est caché est votre tentation. Pour vous aider, assurez-vous d'emballer vos aliments sains ou vos collations avec une pellicule de plastique afin qu'ils soient visibles. Placez ces aliments ou restes sur l'étagère à hauteur des yeux ou là où vous les verrez le plus. D'un autre côté, vos aliments malsains doivent être enveloppés dans du papier d'aluminium et placés en haut ou en bas, mais pas dans votre champ de vision immédiat. Cela réduira la probabilité que vous mangiez ce choix alimentaire, mais recherchera plutôt l'alternative plus saine.

Bien qu'une partie du rétablissement de la santé consiste à choisir les meilleurs aliments, ce n'est pas un guide alimentaire. Au lieu de cela, ce chapitre est fourni pour vous aider à comprendre pourquoi nous mangeons ce que nous mangeons et comment travailler avec votre corps pour faire de meilleurs choix plutôt que contre lui. Il existe deux «règles» pour retrouver la santé grâce à des choix alimentaires spécifiques, varier vos choix alimentaires et manger beaucoup de légumes. Choisir la variété garde votre cerveau engagé et heureux. Ne pensez pas que sain est synonyme de fade, vous pouvez toujours vous amuser avec les saveurs et les textures et votre cerveau vous en remerciera.

Manger sainement en deux étapes faciles

Une alimentation saine repose sur une simple déclaration: Mangez des aliments entiers. Selon le régime alimentaire que vous recherchez, il peut y avoir une variation ou un guide alimentaire spécifique tel que pas de lectines ou pas de viande rouge, mais la base est la même, mangez des aliments entiers et évitez les aliments transformés.

C'est peut-être une simple déclaration à dire, mais elle est loin d'être facile à mettre en œuvre. Vous choisissez ce qui est facile, proche et visible. Cela signifie que vous choisissez quelque chose qui pourrait être traité ou qui pourrait être entier. Tout dépend. Cela signifie, bien sûr, que la meilleure option est de garder toujours beaucoup d'aliments sains autour de vous. D'autres suggestions incluent:

Restez à l'extérieur du magasin.

Évitez les allées à l'épicerie. S'en tenir à l'extérieur signifie que vous êtes placé devant des aliments plus sains comme les légumes, les fruits et les viandes fraîches. Les allées sont remplies d'aliments transformés comme les céréales, les pâtes et la malbouffe. Si vous ne descendez pas les allées, vous n'avez pas la possibilité d'acheter ces choses, en vous assurant que votre chariot est plein d'aliments entiers plutôt que de produits transformés. De manière réaliste, vous aurez besoin de certains aliments liés aux allées tels que les épices ou le vinaigre, mais cela devrait être une occasion rare.

Suivez malsain avec sain à chaque fois.

Vous avez toujours besoin de profiter de votre vie et cela signifie que vous voudrez peut-être boire une bière ou un verre de vin ou manger un morceau de gâteau d'anniversaire. Mais ce n'est pas parce que vous appréciez quelque chose comme une friandise que vous devez vous en vouloir ou vous sentir coupable de vous soigner. Pour vous aider à lancer le voyage de culpabilité, rappelez-vous qu'après un repas malsain ou une gourmandise, vous le suivrez avec un repas sain. Il est important que vous vous amusiez et que vous vous livriez de temps en temps, mais il est tout aussi important que vous vous remettiez sur les rails juste après.

Les habitudes sont plus faciles à respecter lorsque vous avez un plan

Commencez à retrouver votre santé en élaborant un plan. Planifiez comment vous allez gérer le stress, la tentation et la motivation. Le stress est difficile à gérer et beaucoup se tournent vers la nourriture pour y faire face. Lorsque votre cerveau ressent le stress, il veut que vous vous sentiez mieux. Cela déclenche des envies d'aliments qui vous aideront à trouver cette version. Au lieu de cela, vous devez trouver des moyens alternatifs et sains de gérer le stress dans votre vie lorsqu'il survient. Apprendre à méditer ou à faire quelque chose de créatif peut aider à atténuer le stress avant de prendre cette collation malsaine.

Une des méthodes simples pour surmonter la tentation est de dire: «Je ne mange pas...» et non «Je ne peux pas manger...» Ce message est crucial pour votre acceptation mentale de vos objectifs. Vous ne vous empêchez pas d'avoir quelque chose contre votre propre volonté; vous choisissez de vous en abstenir pour une bonne raison. C'est la différence entre «ne peut pas» et «ne pas». Cette astuce simple est un moyen facile pour vous de résister à la tentation et de vous sentir habilité à rester sur la bonne voie.

La motivation ne fait pas ou ne brise pas votre alimentation saine, mais elle aide lorsque vous vous sentez en contrôle et ferme dans vos convictions. Heureusement, vous n'avez pas besoin de faire beaucoup plus que de changer un simple mot pour créer ce sentiment d'autonomisation et de motivation.

Quelques derniers conseils

1. Asseyez-vous pour un repas une fois par jour. Cela vous permet de vous concentrer sur ce que vous mangez et encourage un menu plus sain.
2. Gardez une réserve de collations saines au travail et même dans votre voiture si vous conduisez souvent afin de faire les bons choix plus souvent.
3. Ne mangez pas de collations directement sorties de l'emballage. Placez-les sur une assiette pour pouvoir juger de la taille des portions avec plus de précision.

4. Gardez un horaire régulier de repas et de collations. Si vous sautez un repas ou une collation ou si vous le retardez, vous augmentez votre sensation de faim et êtes plus enclin à prendre de mauvaises décisions, notamment en choisissant des aliments malsains et / ou en mangeant trop.

5. Essayez de prendre votre pause déjeunée complète et de manger avec des amis. Faites de vos repas un moment agréable où vous prenez votre temps pour manger votre nourriture et profiter de votre compagnie.

6. Buvez toujours une tasse d'eau avant de boire quoi que ce soit d'autre. Si vous avez envie d'une tasse de café ou d'un soda, buvez au moins huit onces d'eau avant de saisir votre envie. Parfois, cette hydratation et cette pause aideront à guérir votre tentation ou au moins vous aideront à consommer moins de la boisson désirée.

Conclusion

Félicitations pour avoir atteint la fin de la *dépendance alimentaire: traitement de la suralimentation*. J'espère que vous en avez appris beaucoup sur vous-même, sur la façon dont votre corps fonctionne et communique, et sur des méthodes simples pour arrêter vos envies, traiter votre dépendance, vivre une vie plus saine et perdre (et maintenir!) Du poids indésirable.

Il n'est pas facile de répondre à la question, êtes-vous accro à l'alimentation? C'est parce qu'il y a une variété de «dépendances» quand il s'agit de nourriture comme beaucoup d'autres substances addictives. Par exemple, un buveur peut ne prendre que quelques verres par semaine, mais il peut tout de même être un toxicomane. La dépendance alimentaire n'est peut-être pas aussi extrême que la consommation d'alcool, le tabagisme ou d'autres comportements addictifs, mais le processus de dépendance est le même.

La dépendance alimentaire n'affecte pas seulement le surpoids. Les personnes de poids moyen peuvent également avoir des problèmes de dépendance. Même les personnes souffrant d'insuffisance pondérale peuvent lutter contre la dépendance alimentaire! La dépendance alimentaire peut être mineure pour certains ou extrême pour d'autres, mais elle peut entraîner certaines des mêmes conséquences négatives sur la santé, quel que soit le «niveau» de dépendance. C'est pourquoi il est important de savoir à quoi vous avez affaire et de maîtriser vos envies de manière réaliste et saine.

Le but de ce livre est de vous apprendre comment vous pouvez traiter votre dépendance alimentaire avec une variété d'outils et de conseils. L'un des problèmes les plus courants rencontrés par les Américains est l'omniprésence de la dépendance alimentaire. Elle fait partie de notre culture, ce qui la rend difficile à reconnaître et à surmonter. Cela signifie que votre environnement joue également un rôle important dans votre réussite ou votre échec face à votre dépendance alimentaire. Heureusement, la recherche a montré différentes façons dont vous pouvez aider à changer votre environnement pour les meilleures chances de succès. La prochaine étape que vous devez franchir maintenant est de préparer votre environnement à ce résultat. Achetez de nouvelles assiettes et verres pour «tromper» votre esprit vers la satisfaction. Remplissez un bol de collations saines à garder près de votre porte et de quelques aliments sains bien placés dans votre bureau au travail.

N'oubliez pas de travailler lentement et d'être patient. Si vous prenez une journée pour vous offrir un repas ou une collation malsaine, n'ajoutez pas à votre stress mental en vous sentant coupable. Vous pouvez toujours profiter de votre vie! Assurez-vous simplement de vous remettre sur la bonne voie pour votre prochain repas et continuez à avancer. La dépendance alimentaire est autant un comportement physique qu'une réponse mentale. C'est en partie pourquoi vous mangez plus que prévu, grignotez même si vous êtes rassasié ou pensez constamment à la nourriture. Une partie de cela est un besoin physique, une partie des neuropathies de votre cerveau et une partie de votre environnement. Maintenant, c'est votre travail de déchiffrer ce que votre corps vous dit et de commencer à prendre des décisions différentes et plus saines.

J'espère que vous avez réalisé à quel point le traitement de la dépendance alimentaire peut être accessible et comment vous pouvez arrêter vos envies de vivre une vie plus saine. Et maintenant, il est temps pour vous de commencer à l'essayer!